QUELQUES RÉFLEXIONS
SUR L'ÉTIOLOGIE ET LE TRAITEMENT
DE LA
SCLÉROSE EN PLAQUES

A PROPOS DES

LEÇONS SUR LES MALADIES DE LA MOELLE

PAR M. PIERRE MARIE

PAR

Le Docteur **MONCORVO**

Membre correspondant de l'Académie de médecine de Paris

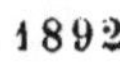

PARIS

LIBRAIRIE MÉDICALE O. BERTHIER

104, BOULEVARD SAINT-GERMAIN, 104

1892

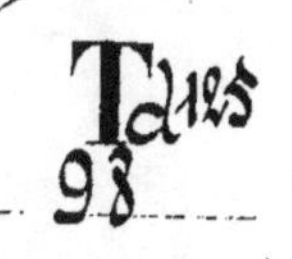

QUELQUES RÉFLEXIONS
SUR L'ÉTIOLOGIE ET LE TRAITEMENT
DE LA
SCLÉROSE EN PLAQUES

ÉMILE COLIN — IMPRIMERIE DE LAGNY

QUELQUES RÉFLEXIONS
SUR L'ÉTIOLOGIE ET LE TRAITEMENT
DE LA
SCLÉROSE EN PLAQUES
A PROPOS DES
LEÇONS SUR LES MALADIES DE LA MOELLE
PAR M. PIERRE MARIE

PAR

Le Docteur MONCORVO

Membre correspondant de l'Académie de médecine de Paris

PARIS
LIBRAIRIE MÉDICALE O. BERTHIER
104, BOULEVARD SAINT-GERMAIN, 104

1892

QUELQUES RÉFLEXIONS

SUR L'ÉTIOLOGIE ET LE TRAITEMENT

DE LA

SCLÉROSE EN PLAQUES

Les quelques réflexions qui vont suivre s'adressent à deux points assez intéressants des leçons consacrées par M. Pierre Marie à l'étude de la sclérose en plaques, dans son livre dernièrement paru sur les maladies de la moelle (1). L'un se rapporte à *l'étiologie* de cette maladie ; l'autre au traitement proposé par son auteur.

Qu'il me soit cependant permis de faire observer tout d'abord que chacun de nous deux avait autrefois publié un mémoire au sujet de la sclérose en plaques dans l'enfance.

Dans mon cours de 1883, j'avais consacré plusieurs conférences sur ce sujet, à propos de trois faits des plus caractéristiques observés dans mon service, lesquelles ont été d'abord publiées dans l'*Uniao Medica* de Rio à dater de janvier 1884, et ensuite dans une brochure parue la même année, à Paris, chez O. Berthier, sous le titre : *Contribution à l'étude de la sclérose multiloculaire chez les enfants*. Quand je rédigeais ces leçons, à la fin de 1883, j'ai eu l'occasion de lire le mémoire que M. Pierre Marie venait de faire paraître dans le numéro de juillet de la *Revue de Médecine* (*De la*

(1) *Leçons sur les maladies de la moelle* (Paris, 1892).

sclérose en plaques chez les enfants) et il m'a été donné alors de reconnaître le rapprochement de notre manière d'envisager la notion étiologique de cette lésion cérébro-médullaire, c'est-à-dire qu'elle ne serait tout probablement autre chose qu'une manifestation sur le nevraxis d'une maladie générale infectieuse. Bien avant cela, je m'étais pourtant attaché à démontrer que parmi les conditions étiologiques de la sclérose multiloculaire dans l'enfance, il y avait lieu d'admettre la syphilis héréditaire; cette hypothèse, soutenue avec la plus intime conviction par moi, était bien justifiée, soit par l'existence très avérée des signes de l'hérédo-syphilis, soit par la suite manifestement heureuse du traitement spécifique. De son côté, M. Marie, prélevant les antécédents virulents des 14 enfants dont il avait rencontré les observations dans les diverses archives, a incriminé, comme responsables des déterminations cérébro-médullaires en question, la fièvre typhoïde, la variole, etc. Encore en 1884, cet auteur revint à cette question dans un travail portant le titre : *Sclérose en plaques et maladies virulentes* (1), dans lequel il a reproduit plusieurs autres faits observés chez des adultes et appartenant à divers cliniciens étrangers ou non dans le but de confirmer ses premières conclusions par rapport à l'origine infectieuse de la sclérose en plaques. C'est ainsi qu'il y a relevé la *fièvre typhoïde* (11 cas), la *variole* (2 cas), la *varioloïde* (2 cas), l'*érysipèle* (1 cas), la *pneumonie* (3 cas), la *scarlatine* (1 cas), la *rougeole* (1 cas), la *fièvre intermittente* (1 cas), la *coqueluche* (1 cas), la *dysenterie* (1 cas), la *diphthérie* (1 cas), le *choléra* (1 cas douteux pour l'auteur lui-même); enfin pour d'autres cas on sera forcé d'admettre, d'après lui, une infection mal connue ou innomée. L'auteur conclut dans ces termes :

« ... Il n'est pour ainsi dire *pas une seule maladie infectieuse qui ne puisse amener la sclérose en plaques* (2).

(1) *Progrès médical*, mai 1884.

(2) *Loc. cit.*, page 349.

Je rappellerai que peu après la publication de mon premier mémoire, il m'a été donné de faire une nouvelle conférence à propos d'un quatrième cas de sclérose en plaques d'une clarté indéniable, lequel aurait abouti à la guérison définitive sous le traitement iodo-hydrargyrique qui est venu confirmer de la sorte la nature syphilitique de l'inflammation vasculaire pré-scléreuse ; cette leçon se trouve publiée dans le numéro de juin 1887 de la *Revue mensuelle des maladies de l'enfance*, ayant pour titre : *De l'étiologie de la sclérose en plaques chez les enfants et notamment* de *l'influence pathogénique de l'hérédo-syphilis*, et mérita d'être traduite en italien dans l'*Archivio de pediatria* de Naples (1887).

Le rôle de la syphilis dans les cas de ce genre paraissait indiscutable et très conforme avec la notion étiologique soutenue par M. Pierre Marie. Mais bien loin de cela, cet auteur, sans vouloir faire mention de mon premier travail, s'exprime ainsi à ce propos dans son second mémoire (1) : « Quant à la *syphilis*, nous n'avons pas encore parlé de son rôle pathogénique sur l'affection nerveuse qui nous occupe, et nous ne nous étendrons pas sur ce sujet. On trouve bien dans un certain nombre de cas la mention d'une syphilis antérieure, et nous avons l'intime conviction que dans ces cas, la sclérose en plaques était sous la dépendance de cette affection, mais il ne nous a pas été donné de rencontrer des observations où cette influence fût assez nettement apparente pour entraîner quand même la conviction. Nous aimons donc mieux, jusqu'à nouvel ordre, nous abstenir plutôt que d'apporter une démonstration insuffisante. »

Il me serait facile, pour ma part, de tourner ces mêmes doutes contre les liens étiologiques rapportés par M. Marie et plus particulièrement en ce qui touche à la coqueluche, maladie absolument locale, ainsi que je me suis efforcé de le démontrer dès 1882, et a été définitivement prouvé par les

(1) *Loc. cit.*, page 351.

recherches bactériologiques. Tout en admettant volontiers l'influence des maladies générales virulentes, ma conviction serait très ébranlée si je me proposais de rechercher dans toutes les observations relevées par M. Pierre Marie cette influence *assez nettement apparente*. Or, bien différent a été le jugement porté à ce propos par une autorité indiscutable en matière de syphiligraphie, je veux nommer M. le professeur Fournier. Je ferai la reproduction exacte de ses paroles sur la *sclérose en plaques* dans son remarquable ouvrage sur l'*hérédo-syphilis tardive* (1).

« Il y a longtemps, écrivit-il, que, pour ma part, je considère théoriquement la sclérose en plaques comme une affection où la syphilis est destinée à prendre quelque jour une part étiologique. Mais, à la vérité, cette conception est restée pour moi, jusqu'à ce jour, toute théorique, passez-moi l'expression, car je n'ai pas encore eu l'occasion de mettre la main sur un seul fait de nature à légitimer, soit cliniquement, soit anatomopathologiquement. » Plus loin ajoute-t-il : « Mais un seul fait clinique serait à coup sûr beaucoup plus démonstratif que toutes ces inductions à *priori*. Or, jusqu'à présent, ces faits cliniques avaient fait défaut, et cela aussi bien dans la syphilis acquise que dans l'hérédo-syphilis, lorsqu'est apparu, ces derniers temps, un intéressant mémoire d'un médecin étranger, le docteur Moncorvo, où se trouvent relatées plusieurs observations de sclérose en plaques développées sur de jeunes enfants. » Enfin, écrivit-il encore : « L'auteur relate trois longues observations, bien complètes, bien étudiées, d'où il résulte *d'une façon incontestable* que la sclérose en plaques s'est développée dans le jeune âge (de 7 mois à 6 ans) sur des enfants manifestement hérédo-syphilitiques. »

M. Fournier n'attend donc que des nouveaux faits analogues pour accepter une conclusion définitive à ce sujet.

(1) A. Fournier. *La syphilis héréditaire tardive*. Paris, 1886, page 530.

Comme il vient d'être dit plus haut, je me trouvais à même, la même année de 1886, de recueillir un nouveau cas probant d'une clarté indéniable, dont l'origine syphilitique a reçu la contre-épreuve du traitement spécifique. Après cette époque-là, j'ai été assez heureux d'observer trois nouveaux faits de cette nature chez lesquels l'influence pathogénique de la syphilis héréditaire a été assez nettement apparente pour entraîner encore plus ma conviction à cet égard. Ils seront prochainement publiés avec tous leurs détails.

J'arrive maintenant aux leçons ci-dessus signalées de M. Pierre Marie. Dans sa douzième leçon, tout en remarquant que cette affection nerveuse peut être aussi retrouvée chez les enfants, l'auteur, après avoir fait allusion au stock de 14 faits qu'il aurait empruntés aux diverses archives et résumées dans son premier mémoire déjà signalé, rappelle de suite que « plus récemment, M. Unger (1887), dans un mémoire sur la sclérose en plaques chez les enfants, est arrivé au chiffre de 19 cas. D'autres exemples ont encore été apportés l'année dernière par M. Nolda. »

Il est bien vrai que Nolda (*Correspondenz-Blatt fur Schweizer Aerzte*, n. 5, 1891, p. 136) a publié un cas de sclérose en plaques chez une petite fille qu'il a réuni à vingt-cinq autres recueillis par Unger. Mais M. Marie qui, en 1875, résumait dans un autre travail inséré dans le *Progrès Médical* (1) l'une de mes propres observations retrouvée par lui dans mon premier mémoire dont il fait la citation *in extenso*, se trouvait bien au courant de mes observations personnelles, c'est-à-dire les premières publiées en langue française après celle appartenant à M. le professeur Charcot. Dans mes conclusions, j'affirmais alors : « La sclérose multiloculaire est bien plus fréquente dans le jeune âge, que l'on n'aurait cru jusqu'ici. Elle peut être observée même *dès les premiers mois de la vie.* » A la même époque où je revenais longuement sur ce

(1) *Hémiplégie cérébrale infantile et maladies infectieuses.* Progrès Médical, n° 36, 5 septembre 1885, p. 167.

sujet dans la *Revue mensuelle des maladies de l'enfance* (de Paris), M. H. Oppenheim (*Zur pathologie der disseminarten Sklerose*. Berlin, kl. Woch, novembre 1887, p. 904) faisait pour sa part remarquer qu'il n'est pas rare que le début de la sclérose en plaques des adultes remonte à leur plus tendre enfance ainsi que lui ont permis de reconnaître plusieurs faits qu'il a cités.

Je pourrai encore ajouter les deux cas de cette nature observés par Westphal chez des enfants de neuf et de dix ans (*Ueber multiple Sklerose bei 2 Knaben*. Charité Annalen, 1891). Chez la presque totalité de ces observateurs, prédomine la conviction de l'influence pathogénique des maladies générales infectieuses, bien que, dans un grand nombre de cas, ils n'en aient pas fait mention parmi les antécédents des petits malades dont ils ont recueilli les observations.

Après avoir abordé l'intéressante question de la pathogénie, l'auteur, dans des considérations à peu près identiques à celles développées dans son second mémoire (1884), arrive une fois encore à cette conclusion que la sclérose en plaques est une formation d'origine vasculaire « dont l'aspect semble annoncer un processus voisin du processus embolique » et « se produit sous l'influence de maladies infectieuses diverses, probablement par le mécanisme des infections combinées. » A côté des maladies virulentes déjà invoquées ailleurs, M. Pierre Marie rappelle l'influence du *rhumatisme cérébral* signalé par M. Charcot chez un malade de la Salpêtrière. L'auteur y a pourtant gardé le plus complet silence par rapport à l'influence de la syphilis, soit héréditaire, soit acquise; ce n'est qu'à la dernière page de ces leçons qu'il s'adresse à cette maladie infectieuse dans ces termes : « ... La syphilis semble ne jouer dans l'étiologie de la sclérose en plaques vraie qu'un rôle nul ou très effacé. »

Or, si la simple précédence plus ou moins rapprochée ou encore la coïncidence d'une maladie microbienne générale a suffi pour établir ses liens de causalité avec la production des îlôts scléreux du névraxis, comment et pourquoi faire l'exclusion péremptoire de la syphilis au milieu de telles maladies infectieuses?

Si on fait l'appel aux faits cliniques à l'appui de la pathogénie infectieuse de la sclérose, théorie que je partage volontiers dès 1882, pourquoi refuser sans discussion la valeur des observations concernant cette lésion cérébro-médullaire où la syphilis héréditaire figure comme la seule maladie virulente ayant précédé et accompagné la production de la sclérose? Dans quelques cas cités par MM. Pierre Marie et Unger (de Leipsig), on voit signalée, par exemple, comme cause infectieuse de la maladie, la *coqueluche,* lorsqu'on s'accorde à n'y voir qu'une maladie purement locale ainsi que je me suis efforcé de le démontrer dès 1883 à l'aide de la clinique et des recherches bactériologiques. Eh bien, si on prétend admettre l'influence d'une infection générale aussi contestable, quels seront les motifs qui engagent à soustraire la syphilis du nombre des causes virulentes capables de produire le processus scléreux, lorsque personne ne met plus en doute en notre temps que la syphilis doive être jugée un *type de maladie infectieuse?* M. Pierre Marie semble lui-même être en conformité avec ma manière de voir, lorsqu'il assure qu' « il n'est pas une seule maladie infectieuse qui ne puisse amener la sclérose en plaques ».

Il ne faut d'autre part oublier que, d'après les remarques fondées de M. le professeur Fournier, la syphilis aboutit partout où elle se présente à des dégénérescences d'ordre scléreux. Cet éminent observateur a aussi signalé cette tendance de la syphilis à disséminer ses localisations une fois qu'elle affecte le névraxis. Cette exclusion de la syphilis du tableau étiologique de la sclérose semble d'autant plus injustifiable que M. Marie lui-même s'attache plus loin, dans les leçons sur le tabès, à démontrer la prédominance de la syphilis dans l'étiologie de cette affection, laquelle, d'après Babinski, par la persistance possible d'un certain nombre de cylindraxis dénudés, par l'intensité des altérations vasculaires, par la disparition parfois complète de la myéline dans les faisceaux sclérosés, se rapproche plus, au point de vue de ses caractères histologiques, de la sclérose en plaques que de la sclérose secondaire.

Pour ma part j'espère bien que la syphilis, soit acquise, soit héréditaire, ne tardera guère à être admise au nombre des maladies virulentes jugées jusqu'ici capables d'amener la sclérose. Il suffira pour cela que, dégagés de toute idée préconçue, les cliniciens se proposent une enquête rigoureuse par rapport aux antécédents morbides des sujets affectés de cette lésion cérébro-spinale.

En abordant enfin la question du traitement, M. Marie conseille de combattre deux éléments principaux : l'élément-sclérose et l'élément-infection.

Contre le premier agiraient très avantageusement, d'après lui, les *iodures*, soit de potasium, soit de sodium.

Contre le second il conseille le *mercure* qu'il considère pour le cas le *moins mauvais* des médicaments.

Il s'empresse pourtant d'ajouter cette remarque : « Il est bien entendu que vous ne donnerez pas ce médicament comme un anti-syphilitique, puisque la syphilis semble ne jouer dans l'étiologie de la sclérose en plaques vraie qu'un rôle nul ou très effacé. C'est seulement *comme agent* anti-infectieux général que je vous conseille d'y avoir recours... »

Je me permettrai à ce propos de remarquer que personne avant moi n'avait jamais proposé l'emploi du mercure et des iodures contre la sclérose en plaques.

Encore en 1875, M. Charcot s'exprimait ainsi à cet égard : « Irai-je, après ce qui précède, vous entretenir longuement de thérapeutique ? Le temps n'est pas venu encore où cette question pourra être abordée sérieusement. Je ne puis vous parler que de quelques essais tentés jusqu'à ce jour, et dont les résultats, malheureusement, *se sont montrés, en général, peu favorables*.

Je rappellerai que les médicaments auxquels fait allusion M. Charcot sont le chlorure d'or, le phosphure de zinc, la strychnine, le nitrate d'argent, l'arsénic, la belladone, le seigle ergoté, le bromure de potassium, auxquels il ajouta l'hydrothérapie et l'électrothérapie.

M. Marie a gardé de son côté le plus complet silence à propos du traitement dans toutes ses publications antérieures à ses leçons. Je vois donc avec regret qu'il n'ait point voulu me faire l'honneur de déclarer que depuis dix ans j'avais le premier proposé l'emploi du traitement iodo-hydrargyrique dans la sclérose en plaques dont je me suis empressé de signaler les heureuses suites. M. Marie, il est vrai, se hâte d'ajouter qu'il conseille le mercure à titre d'antiseptique général et non comme un antisyphilitique.

Cette interprétation pourtant n'invalide guère ma priorité de l'emploi du traitement aujourd'hui conseillé par M. Pierre Marie, d'autant plus que j'ai été jusqu'ici le seul à apporter des faits cliniques à son appui.

Mais je crois qu'il est impossible aujourd'hui d'accepter cette action antiseptique générale attribuée par M. Marie au mercure. Il ne s'agit pas, certes, de discuter la valeur antiseptique directe du mercure et de ses dérivés, mais la clinique se charge de démontrer leur impuissance comme agent antiseptique interne dans le sens de prévenir ou d'atténuer la virulence des germes infectieux développés dans les organes ou dans le sang. Leur action spécifique générale se borne à celle qu'elle possède contre la syphilis. Mon expérience basée sur 4,000 enfants syphilitiques dont j'ai recueilli l'observation m'a permis de voir ce fait suffisamment démontré. Je prendrai au hasard les deux cas suivants qui en sont des exemples frappants.

Première observation. — Un garçon de 4 mois est présenté dans mon service le 10 octobre dernier. Maigre, chétif, il porte les accidents classiques de la vérole congénitale : coryza, éruption papulo-squameuse, pemphygus palmaire et plantaire, dépôts ostéo-phytiques aux angles de la fontanelle antérieure, etc.

A partir du lendemain on commence à lui administrer la liqueur de Van-Swieten, à la dose quotidienne de deux cuillerées à café. Cela dura jusqu'au 17 novembre alors qu'on lui substitue des onctions avec l'onguent napolitain à la dose journalière de 2 grammes.

Les manifestations spécifiques subissent sous l'influence de ce traitement un amendement considérable ; l'enfant était devenu plus gros et plus gras, lorsque, le 4 décembre, à la suite d'un refroidissement il contracte une broncho-pneumonie double fort grave accompagnée d'élévation considérable de la température (40°5), avec assoupissement, etc.

Eh bien, la dose totale de 36 centigrammes de sublimé donnée dans l'espace de 36 jours, suivie encore de l'emploi de 32 grammes d'onguent napolitain en friction pendant seize jours de suite a suffi pour mettre l'organisme de ce petit garçon à l'abri d'une infection intercurrente grave.

Deuxième observation. — Camille M..., 3 ans, est vu pour la première fois le 12 mai 1892. Il présentait les signes les plus caractéristiques de l'hérédo-syphilis : éruptions cutanées, rhinite, engorgement ganglionnaire, etc. Je lui prescris de suite le sirop de Gibert à la dose de 10 grammes par jour, mais ce ne fut qu'à dater du 4 octobre que l'administration de ce médicament commença à être régulièrement faite, en ayant été d'ailleurs poursuivie jusqu'au 13 décembre suivant. Tout allait bien, les manifestations externes de la syphilis avaient tout à fait disparu, en même temps que son état général s'était de beaucoup amélioré, lorsque l'enfant, pris de fièvre, se montre abattu, commence à tousser et le lendemain on constate les symptômes d'une broncho-pneumonie double, sa température s'étant alors élevée à 40°2.

Cet enfant qui avait donc pris la dose totale de 700 grammes du sirop de Gibert, dans l'espace de deux mois et dix jours consécutifs, sous l'influence de laquelle sa nutrition générale avait subi une notable amélioration, n'a pu cependant se soustraire à une grave infection traduite par une broncho-pneumonie double qui mit ses jours en danger. Il me serait facile de multiplier de beaucoup les exemples de cette nature, mais je laisse de côté mon observation personnelle pour faire également appel à celle d'autres cliniciens tels que M. Albert Robin et Léon Collin. Le premier de ces observateurs a fait, cette année, une très intéressante communication à l'Académie de médecine (1) au sujet d'une femme syphilitique soumise au traitement mercuriel pendant trente-six jours consécutifs et ayant atteint la dose totale de 1 gr. 70 centigr. de sublimé corrosif, laquelle, malgré cette véritable imprégnation de son organisme par le mercure, ne laissa pas moins de contracter une broncho-pneumonie grippale dont elle succomba, l'examen bactériologique du pus pneumonique ayant révélé la présence de streptocoques, de staphylocoques dosés et de diplocoques très abondamment développés. Après des considérations très judicieuses, M. Albert Robin arriva à cette conclusion : « La méthode d'antisepsie interne qui consiste à saturer l'organisme par le plus puissant des antiseptiques, le mercure, pour prévenir une infection microbienne, modérer la pullulation des micro-organismes, atténuer leur virulence, cette méthode, si scientifique, si rationnelle qu'elle paraisse, n'est pas applicable à la thérapeutique. »

En cette même séance, M. Léon Collin se déclara parfaitement d'accord avec les conclusions de M. Albert Robin. Il pense aussi qu'il est des maladies où le terrain préparé par le mercure peut créer un état de receptivité, telle qu'une maladie intercurrente devient aussitôt plus grave. Il cite particulièrement comme exemples le typhus et le scorbut.

Il rappelle aussi qu'à l'Inde le scorbut est plus grave chez les syphilitiques au cours du traitement mercuriel.

(1) Séance du 16 février.

De tout ce qui précède il semble donc ressortir que l'efficacité rapportée par M. Pierre Marie au mercure dans le traitement de la sclérose en plaques est bien encore une preuve à l'appui de l'origine syphilitique des cas de cette nature où il a réussi.

En conclusion, aucune raison sérieuse ne justifie ainsi l'exclusion de la syphilis du nombre des maladies générales infectieuses capables d'engendrer la sclérose en plaques.

ÉMILE COLIN — IMPRIMERIE DE LAGNY

ÉMILE COLIN — IMPRIMERIE DE LAGNY

www.ingramcontent.com/pod-product-compliance
Lightning Source LLC
LaVergne TN
LVHW050513160826
845677LV00003B/1117

* 9 7 8 2 3 2 9 6 3 4 0 4 3 *